Sabine Wiedemann
Ich bleibe bei dir
Das Sterben zuhause begleiten

Sterbende zu Hause zu begleiten, war vor nicht allzu langer Zeit noch ganz normal. Wir können nur leider nicht auf die Erfahrungen zurückgreifen, die Menschen früher mit dem Sterben in den Familien machen konnten. Die Wege müssen wieder neu entwickelt und gefunden werden.

Das Sterben und die Sterbenden zurück in Familie und Freundeskreis zu holen, ist eine Bereicherung. Viele professionelle Angebote stehen heute pflegenden Angehörigen und Freunden zur Verfügung, doch keine Professionalität kann leisten, was Liebe, Mut und Kreativität vermögen.

Dieser Ratgeber ermutigt Sie, sich in den ebenso anstrengenden wie bereichernden Prozess hineinzubegeben, das Menschsein in seiner Gänze und bis zur Vollendung des Lebens zu erfahren. Sie können sich vorbereiten auf das, was kommen mag, und immer wird es anders sein, als Sie es sich vorstellen konnten. Doch wenn Sie eingestimmt sind, wird der Weg unter Ihren Füßen entstehen. Diese Broschüre dient der Einstimmung und Bekräftigung Ihres inneren Wissens, Ihrer Instinkte. Und gleichgültig, wo das Sterben Ihrer Angehörigen, Ihrer Freunde stattfindet, entscheiden Sie: „Ich bleibe bei Dir."

Sabine Wiedemann ist Heilpraktikerin, ausgebildete Krankenschwester und Palliative Care Fachkraft. Ihre Erfahrungen bei der Begleitung Sterbender in der Klinik und zu Hause teilt sie mit Ihnen in diesem Ratgeber.

Sabine Wiedemann

Ich bleibe bei dir

Das Sterben zuhause begleiten

Ich bleibe bei dir
Das Sterben zuhause begleiten
Ratgeber
2. Auflage September 2019

Copyright © 2017 Sabine Wiedemann
www.das-rosenhaeuschen.de

Alfa-Veda-Verlag, Oebisfelde
Lektorat: Jan Müller, Marret Hansen
Umschlaggestaltung und Satz: Jan Müller
www.alfa-veda.com

ISBN: 978-3-945004-19-7

Inhalt

Meiner Familie, die mich gelehrt hat,
dass Halten nicht Festhalten bedeutet,
dass Reden nicht immer zum Verstehen führt,
wohl aber, dass Einklang durch den
bedingungslosen Willen zur Liebe entsteht.

Meine Toten schenkten mir das Vertrauen,
dass es reicht, sein Bestes zu geben und das zu tun,
was das Herz als richtig erkennt.

Meine Lebenden rufen mich zur Wahrhaftigkeit,
dazu eine Haltung einzunehmen
und die Liebe als das Wichtigste und Größte zu achten.

In großer Dankbarkeit für Euch alle.

1. Einführung in die Begleitung Sterbender im häuslichen Umfeld

Du siehst die leuchtende Sternschnuppe
nur dann, wenn sie vergeht.
– Friedrich Hebbel

Zuhause sterben ist der Wunsch der meisten Menschen. In den letzten Jahrzehnten wurde das Sterben aus den Familien in die Krankenhäuser verlagert und dadurch die Verantwortung für den eigenen Tod an die Ärzte abgegeben. Seither gab es kaum noch Möglichkeiten, Erfahrungen im selbständigen Umgang mit dem Tod zu machen. Sterben in der Familie war bis vor 40 Jahren ganz normale Lebensrealität, die Ärzte kamen ins Haus ihrer Patienten, sie kannten die Familien lange und gut. Wenn die Erkrankung als aussichtslos erschien, wurde der Tod zugelassen. Menschen starben ohne weiteren Kampf um das Leben.

Sicherlich war die Kontrolle der Symptome nicht in dem Maße möglich, wie wir es heute kennen, und viele Kranke hatten leidvolle Wege zu gehen. Mit den Möglichkeiten der modernen Palliativmedizin sind wir heute besser ausgestattet, Leiden zu lindern, doch scheint uns die Furcht davor, nicht alles medizinisch Mögliche getan zu haben, von dem abzuhalten, was der Wunsch der Mehrzahl der Menschen ist: zuhause zu sterben. Der Tod wurde durch die Möglichkeiten der modernen Medizin zum Versagen, zum Scheitern im Kampf um ein Leben.

Wenn wir das Sterben wieder in die Familien hineinholen wollen, muss weit vorher ein Prozess der Kommunikation begonnen werden. Über das, was einem Menschen wichtig ist, was ihn trägt, woran er glaubt, wann für ihn die Grenze erreicht ist, medizinische Möglichkeiten ausschöpfen zu wollen. Für viele Menschen wäre ein Tod im eigenen Bett möglich, hätten sie sich bewusst hinterfragt und entschieden und hätten die Angehörigen ausreichend Informationen, um mit dem Sterben und den dabei auftretenden Symptomen umzugehen.

Dieses Buch will ermutigen, Menschen wieder zuhause zu begleiten. Das Wichtigste und durch keine Professionalität zu Ersetzende ist Achtsamkeit, Empathie und Liebe. Die meisten Sterbeverläufe von alten Menschen gleichen einem Dahinwelken. Hier ist es wichtig zu wissen, welche Erscheinungen normal für den Sterbevorgang sind und somit nicht einer Krankenhauseinweisung bedürfen.

Aber auch die Symptome Schwerstkranker sind, begleitet durch palliativ medizinische Betreuung, bis auf wenige Ausnahmen im häuslichen Umfeld zu behandeln. Es gibt eine Reihe unterstützender Dienste für Angehörige. SAPV-Teams sind Einrichtungen der "Spezialisierten Ambulanten Palliativen Versorgung", Pflegekräfte und Ärzte unterstützen die Angehörigen und Freunde und leisten die medizinische Behandlung von möglichen Symptomen. Hospizdienste sind ehrenamtlich tätige, in der Begleitung Sterbender ausgebildete Menschen, die dem familiären Umfeld zur Seite stehen. Auch die Pflegekräfte der ambulanten Krankenpflegeeinrichtungen und die Hausärzte stehen in vielen Fällen, wenn der Entschluss klar gefasst ist, den Familien zur Seite.

Sterbebegleitung ist fraglos anstrengend, fordernd und bedarf einigen Mutes, wird aber gerade auch deshalb von Angehörigen in der Nachschau als eine sehr wertvolle Zeit in ihrem Leben beschrieben und hinterlässt trotz all der Trauer nach dem Tod des anvertrauten Menschen häufig das Gefühl, gemeinsam etwas vollendet, durchgetragen zu haben.

Mit diesem Buch möchte ich Ihnen ein Instrument an die Hand geben, dass zum einen darstellt, welche Symptome auftreten können jedoch nicht müssen, Ihnen aber auch viele Hilfsmittel aufzeigt, um Leiden oder Unwohlsein zu lindern. Gehen Sie los, der Weg wird unter Ihren Füßen entstehen, und lassen Sie sich ein, auf das Geschenk eines jeden Moments.

Was brauchen Sterbende?

Um in völlige Ungewissheit hinein loslassen zu können, braucht es vor allem Vertrauen und Entspannung. Diese entsteht, wenn Sie als Begleiterin signalisieren: „Ich bleibe bei dir, egal was kommt, wir stehen das gemeinsam durch." Diese Haltung ist viel wichtiger, als sofort für jedes Problem eine Lösung zu haben.

Integrität und Aufrichtigkeit ist für Sterbende essentiell. Bei Menschen an der Schwelle des Todes verändert sich die Wahrnehmung. Sie werden offen für das Ungesagte, für Schwingungen, und werden so durch uneindeutige Botschaften der Begleiter verwirrt und traurig. Es ist viel besser zu weinen, wenn die Umstände zum Weinen sind, als so zu tun, als hätte man alles im Griff.

Zeit spielt in der Wahrnehmung von Menschen in Todesnähe eine andere Rolle. Vieles muss verlangsamt, entschleunigt werden. Wenn sich Betreuende auf dieses eher organisch, langsam Fließende einlassen können, erfahren sie ein großes Geschenk, das Geschenk von Fülle im achtsamen Tun.

Ebenso verändert sich die Wahrnehmung des Körpers. Immer wieder sind Sterbende fern von ihrem Körper, der ihnen immer fremder wird, dann wieder nehmen sie den Körper überdeutlich wahr. Berührungen von weichen, sicheren, warmen Händen vermitteln dem Menschen viel mehr Halt und Sicherheit, als Worte es vermögen.

Lassen Sie sich als Wegbegleiter viel mehr von Ihren Instinkten, Ihren Gefühlen und Wahrnehmungen leiten als von Überlegungen und Vorstellungen. Wir Menschen tragen alle das Wissen um die richtige Geste, das richtige Wort zur rechten Zeit in uns.

Martha starb, wie sie gelebt hatte, ohne über sich, ihre Ängste und Hoffnungen zu sprechen. Nach längerer Krankheit und Bettlägerigkeit entwickelte sie eine starke Unruhe, schwitzte stark und war eingefallen. Die Unruhe war nur durch Singen ihrer geliebten Kirchenlieder zu besänftigen. Der Tod stand greifbar im Raum. Der Pfarrer wurde gerufen und segnete sie für ihren letzten Weg. Als der Pfarrer das Haus verließ, waren ihre Beine schon blau marmoriert und sie war eiskalt. Beruhigt und geschützt durch Singen und Beten tat sie bald ihren letzten tiefen Atemzug.

Siehst du ein Menschenkind in Tränen,
verhaltnes Schluchzen in der Brust,
so wollte ja nicht, ja nicht wähnen,
dass du mit Worten trösten musst.

Vermeide es, ihn zu beraten;
geh weiter, aber sende dann
die Liebe, die in stillen Taten
ihm heimlich, heimlich helfen kann.

Berührt ein kalter Schall die Wunde,
so schmerzt er nur und heilt sie nicht;
der Trost wohnt nicht im leeren Munde,
er ist des Herzens tiefste Pflicht.

Vor einem Wort am rechten Orte
kehr wohl der Harm beruhigt um,
doch wahrer Schmerz hat keine Worte
und auch der wahre Trost ist stumm.

– Karl May

Was brauchen Begleiter?

In Hospizen und auf Palliativstationen kümmert sich ein multiprofessionelles Team um Menschen in Todesnähe. Pflegende, Ärzte, Seelsorger und Therapeuten arbeiten Hand in Hand. Für die häusliche Begleitung kann es wichtig werden zu überlegen: Was will ich als Angehöriger sein? Es wäre sicherlich eine Überforderung, all diese Berufsgruppen in sich zu vereinen. Muss sich aber an jedem Sterbebett eine Reihe Profis einfinden?

Das situationsorientierte Vorgehen, in dem sich die Begleitenden immer wieder neu die Frage stellen: „Haben wir alles, was wir brauchen, um entspannt zu sein?" kann hier eine Richtschnur geben. So mag es schon eine große Hilfe darstellen, wenn Nachbarn das Essen kochen, wenn der ambulante Pflegedienst die tägliche Körperpflege übernimmt, wenn es die Zusicherung gibt, den Hausarzt zu jeder Zeit anrufen zu dürfen, und vor allem, wenn im Vorfeld mögliche Komplikationen besprochen werden und Bedarfsmedikamente in ausreichender Menge vor Ort sind.

Um mit dem Herzen zu geben, muss das Herz genährt werden. Auch rationale Menschen finden während einer Sterbebegleitung oft Trost und „Nahrung" in Gedichten, Gebeten und lyrischen Texten. Am schönsten ist es aber zu wissen, dass Familie und Freunde bereit sind, durch ihr Dabeisein, Zuhören und Mitdenken die Begleiter zu nähren. Auch hierfür sind die Hospizdienste gern bereit.

2. Das Umfeld gestalten

Niemand kennt den Tod,
es weiß auch keiner, ob er nicht
das größte Geschenk für den Menschen ist.
Dennoch wird er gefürchtet, als wäre es gewiss,
dass er das schlimmste aller Übel sei.
– Sokrates

Viele sterbende Menschen sind nicht gern allein. Idealerweise befindet sich das Bett dort, wo die Nähe der Angehörigen spürbar und auch hörbar ist. Der Zeitbegriff, so wie wir ihn wahrnehmen, weicht auf. So ist es sehr hilfreich, dem Tag durch lebenslang gewohnte Rhythmen Struktur zu verleihen.

Auch wenn der Sterbende nichts mehr essen mag, zeigt der Kaffeeduft den Morgen an. Auch wenn das Interesse an der Welt nicht mehr vorhanden ist, kann das morgendliche Ritual des Zeitunglesens eine Stütze für den Tagesablauf sein. Wer gewohnt war, den ganzen Tag Radio zu hören, findet häufig in diesem Klangteppich Halt. Es sind genau diese Möglichkeiten, die das Sterben in vertrauter Umgebung so erstrebenswert machen.

Zuhause bin ich der Mensch, der ich eben bin. Im Krankenhaus werde ich zum Patienten, der sich den Strukturen anpassen muss. Vertraute Geräusche, Gerüche und Rituale fehlen. So viele ungewohnte Einflüsse stören mich. Ein warmes, aufgeräumtes, gut gelüftetes Zimmer vermittelt Ordnung und Ruhe. In dieser Behaglichkeit ist es leichter, sich fallen zulassen. Menschen an der Schwelle des Todes fühlen Harmonie und auch Disharmonie in ihrem Umfeld. Vielleicht können sie es nicht benennen, aber die Auswirkungen der Umgebung spiegeln sich in dem inneren Aufgeräumt-Sein wieder.

Hilfsmittel wie ein Pflegebett, ein Toilettenstuhl, eine Bettschüssel erleichtern zwar die Pflege, werden von den Patienten aber häufig als sichtbares Zeichen ihrer Kapitulation verstanden und daher auch oft abgelehnt. Wenn wir diesen Umstand benennen und auch einräumen, dass es schwer ist, sich die Hinfälligkeit des Körpers einzugestehen, werden wir den Ängsten des Sterbenden gerecht, können aber das Notwendige trotzdem tun.

Es sind diese vielen kleinen Schwellen, die überschritten werden, und jede dieser Schwellen macht das Unfassbare deutlicher. Kampf und Widerstand brandet auf, Kapitulation, Hingabe wird eingeübt.

Der Abschied vom Leben vollzieht sich manchmal in kleinen Schritten. Diese lassen sich nicht vermeiden, nicht beschönigen, nur gehen. Es ist ein schwieriger Spagat zwischen Hingabe und Hoffnung, steht doch zu befürchten, dass der Mensch stirbt, wenn er aufhört zu kämpfen und zu hoffen. Der Tod kommt in jedem Fall, und ob wir bis zu diesem Moment kämpfen oder in Frieden sind, bestimmt die Qualität der verbleibenden Lebenszeit.

Das Sterben nach Hause holen bedeutet auch, offen damit umzugehen. In früheren Zeiten war es nie so, dass der Mensch vor der Gemeinschaft versteckt gehalten oder vor Aufregungen bewahrt wurde. Leben bis zuletzt bedeutet auch, Anteil zu haben an der Gemeinschaft. Einzig bei der Länge und Intensität der Besuche ist es ratsam, regulierend einzugreifen, um keine Überforderung entstehen zu lassen.

Kinder können und dürfen am Sterben ihrer Verwandten Anteil nehmen, wenn wir sie unterstützen, dem Gefühl von Ohnmacht zu begegnen. So kann ein Erinnerungsheft gestaltet, Schutzengelbilder angefertigt, Schutzamulette gebastelt werden und noch vieles mehr, was dem Kind vermittelt: Der Mensch ist auch während des Sterbens sicher und geschützt durch die Liebe. Weinen und trauern, tratschen und lachen, verzweifeln und annehmen macht frei für das, was ist. Wenn nicht jetzt, wann dann wollen wir all die nutzlosen Konzepte von Leben, wie es sein sollte, fallen lassen und uns dem hingeben, was eben in diesem Moment stattfindet?

Friedrich hatte schnell und auf der Überholspur gelebt. Mit vielen langen Nächten voller Diskussionen mit Freunden bei Wein und Zigaretten. Als er dann an einem Lungentumor erkrankte, schien ihm das ein schlüssiges Ende. Er haderte nicht, denn er empfand sein Leben als reich und dicht. Seine Freunde hielten auch am Ende zu ihm.

Er hatte ein Bett in seinem Wohnzimmer, aber das benutzte er nicht. Er saß in seinem Sessel, rauchte, trank Wein, und immer war jemand da, der die Sauerstoffflasche im Flur zudrehte, wenn er sich eine Zigarette anzündete, damit es nicht zu einer Explosion kam.

Eines Nachts nickte er wie oft kurz ein, diesmal erwachte er nicht mehr aus seinem Schlaf.

3. Symptome

Was ist Sterben?
Ein Schiff segelt hinaus, und ich beobachte,
wie es am Horizont verschwindet.
Jemand an meiner Seite sagt: „Es ist verschwunden."
Verschwunden wohin?
Verschwunden aus meinem Blickfeld – das ist alles.
Das Schiff ist nach wie vor so groß,
wie es war, als ich es gesehen habe.
Dass es immer kleiner wird
und es dann völlig aus meinen Augen verschwindet,
ist in mir, es hat mit dem Schiff nichts zu tun.
Und gerade in dem Moment,
wenn jemand neben mir sagt, es ist verschwunden,
gibt es Andere, die es kommen sehen,
und andere Stimmen, die freudig Aufschreien:
„Da kommt es!"
Das ist sterben.
– Charles Henry Brent

Wird ein Mensch mit einer tödlichen Erkrankung nach Hause geholt oder zeigt sich das Sterben eines alten oder kranken Menschen an, ist es gut zu wissen, welche Erscheinungen ganz normal sind und wie wir ihnen begegnen können. Leid ist häufig nicht vermeidbar; in gewisser Weise hilft es dabei, das Unvermeidbare anzuerkennen. So wie eine Geburt nicht ohne Schmerz und Klage geschehen kann, ist auch Sterben verbunden mit körperlichen Erscheinungen, die nicht behandelt werden müssen, wohl aber gelindert werden können.

Es ist eine Leistung, sich diesem Prozess auszusetzen, und eine grundlegende menschliche Erfahrung, dass

Leid zum Leben gehört. Bis zu einem gewissen Teil ist es uns gelungen, die Erfahrung von Schmerz, Leid und Siechtum aus unserem Leben zu verbannen. Es scheint eine Niederlage zu sein, Leid aushalten zu müssen. Der Mensch wird in dieser Situation ins Krankenhaus gebracht, und Profis nehmen sich des Leides an. Aber wird wirklich etwas verbessert? Oder haben wir nur nicht die Verantwortung für das, was geschieht?

Der Entschluss, einen geliebten Menschen zu Hause zu versorgen, heißt auch, sich der Anforderung der Verantwortung zu stellen. Leider ist es oft so, dass Menschen dann gerade in der Sterbephase nochmals ins Krankenhaus transportiert werden, weil wir einfach keinen Fehler machen wollen. Wenn man sich klar macht, dass gerade das letzte Stück des Weges steil und steinig werden kann, hilft das vielleicht einfach weiterzugehen.

Atem

Das Abflachen des Atems, auch mit langen Pausen, ist natürlicher Teil des Loslösungsprozesses im Sterben. Ebenso wird die rasselnde Atmung von Sterbenden nicht mehr als beeinträchtigend empfunden. Schauen Sie hin: Wirkt der Mensch gequält, unruhig? Wenn Sie das Gefühl hinten anstellen, wie Sie selbst bei solcher Atmung empfinden würden, und wahrnehmen, wie es dem Menschen an der Schwelle des Todes geht, werden sie fast immer feststellen, dass das Bewusstsein schon zu weit vom Körper entfernt ist, um sich daran noch zu stören.

Atmung ist dann mehr verlöschende Funktion eines sterbenden Körpers als Ausdruck von Verbundensein mit dem Leben. Es kann sehr belastend sein, diesem Zustand oft über Stunden zuzusehen, besonders, wenn man unbewusst den eigenen Atemrhythmus dem des Sterbenden anpasst. Hier sind Sie als Begleiter gefordert, nicht als

Mitleidender, und es ist essentiell, im Atem bei sich zu bleiben.

Durch die Mundatmung trocknen die Schleimhäute stark aus. Regelmäßiges Befeuchten des Mundes mit einer Sprühflasche oder einem nassen Tupfer können das verhindern. Durch Hochlagern des Oberkörpers oder auch Veränderung der Liegeposition kann man dem Körper die Funktion des Atmens oft erleichtern. Bei sehr starker Schleimsekretion kann behutsames Absaugen des Sekretes hilfreich sein. Fragen Sie den Arzt oder Pflegedienst, ob es nötig ist.

Aber es gibt natürlich auch die bei wachem Geist als äußerst angstvoll erlebte Atemnot. Wenn möglich sollte dieser Notfall bereits mit dem Arzt vorbesprochen werden, der dann Medikamente für diesen Fall als Bedarfsmedikament verschreiben kann. Neben Beruhigungsmitteln werden hier häufig Morphine verordnet, die den Lufthunger des Körpers dämpfen und so die Spirale von Atemnot-Angst-Atemnot durchbrechen.

Bleiben Sie bei Ihrem Angehörigen, öffnen Sie das Fenster, streichen Sie behutsam den Rücken hinunter. Geben Sie die Hilfestellung, dass dieser Anfall vorbeigehen wird. Machen Sie ihm bewusst, dass Sie da sind und dass er langsam atmen soll. Auch hier ist es hilfreich, den Oberkörper hoch zu lagern, beziehungsweise sitzende Position einzunehmen und auch die Arme auf Kissen seitlich hochzulegen. Falls keine Medikamente zur Behandlung vor Ort sind, rufen sie den palliativmedizinischen Dienst oder den ärztlichen Notdienst, nach Möglichkeit aber nicht den Notarzt, sonst wird wahrscheinlich eine Krankenhauseinweisung stattfinden.

Bei leichteren Anfällen hilft oft auch eine Einreibung mit Bronchialbalsam oder das Versprühen von ätherischen Ölen, die krampflösend und atemerleichternd wirken. Die Firma Soluna bietet ein Raumspray an. das sehr hilfreich ist. Oder sie mischen aus ätherischen Ölen wie Thymian, Eukalyptus oder Lavendel mit Alkohol selbst eines. Bei starker Verschleimung kann Salbeitee helfen, den Schleim zu reduzieren, während bei festsitzender, hartnäckiger Verschleimung, die zu Hustenanfällen führt, eine vorsichtige Schleimlösung mit Thymianextrakt versucht werden kann.

Schmerzen

Nicht für jeden Sterbenden sind Schmerzen ein Thema. Viele alte Menschen sterben ohne Schmerzen. Um die Beschwerden zu lindern, die langes Liegen mit sich bringt, reicht es oft, verschieden große Kissen zur Lagerung zur Verfügung zu haben, oder auch Einreibungen beispielsweise mit Aconit Schmerzöl von Wala oder Arnica Öl von Weleda vorzunehmen. Auch Hausmittel wie warme Wickel oder Wärmekissen leisten oft gute Dienste.

Menschen mit Tumorerkrankungen hingegen leiden oft sehr unter Schmerzen. Eine gute und wirkungsvolle Schmerzkontrolle ist daher die Basis für gelingende häusliche Sterbebegleitung. Die Angebote der Palliativmedizin sind vielfältig und sollten auch genutzt werden. Leider werden immer noch aus Angst vor Nebenwirkungen oder Abhängigkeit viel zu spät Opioide als stark wirksame Schmerzmittel verordnet. Das einzige Maß für das Ausreichen schmerzstillender Medikamente ist die Schmerzwahrnehmung des Patienten.

Sie können sich Pläne erstellen lassen, welche Medikamente in welcher Situation verabreicht werden können. Wenn diese Medikamente vorrätig sind, ist es nicht nötig, dass Ihr Angehöriger Situationen erlebt, die eine Klinikeinweisung unumgänglich erscheinen lassen.

Vielfältige Faktoren wirken in die Schmerzwahrneh-mung hinein. So mag eine psychische Anspannung, Angst oder Sorge es nahezu unmöglich machen, die Schmer-zen befriedigend zu behandeln. Schmerz verbindet uns mit dem Körper, lässt uns fühlen, dass wir leibhaft sind. So können wir auch durch entspannende, entgrenzende Angebote zu einer Schmerzverminderung beitragen. Er-staunlichen Erfolg erzielt oft eine Behandlung mit Klang-schalen.

Es hilft, über Ängste und Sorgen zu sprechen, letzte Dinge zu klären und Frieden zu schließen, mit anderen Menschen, mit der Erkrankung, mit der eigenen Sterb-lichkeit. Massagen, Klangreisen und eine gute Seelsorge können dazu beitragen, den Schmerz zu lindern.

Für Begleitende ist es notwendig, sich ihrer Ohnmacht bewusst zu sein. Nicht helfen zu können ist ein schreckli-ches Gefühl, das leicht dazu führen kann, sich überfordert aus der Begleitung zurückzuziehen. Professionelle Hilfe nimmt den Verantwortungsdruck, der auf den Angehö-rigen lastet, und Sie können wieder ganz nah bei ihrem Kranken sein.

Ernährung

Am Ende des Lebens verliert das Essen als Grundbedürf-nis für den Erhalt des Körpers seine Bedeutung; eigentlich nachvollziehbar und verständlich. Aber gerade hier baut sich zwischen Sterbenden und ihren Angehörigen oft ein großes Konfliktfeld auf. Selbst wenn Angehörige mit dem nahen Tod rechnen und auch einverstanden sind, drückt sich ihr Wunsch, Fürsorge zu zeigen und zu nähren, oft darüber aus, dem sterbenden Angehörigen zu essen zu geben. Die Verweigerung dieses Angebotes wiederum führt dazu, dass Begleitende sich abgelehnt fühlen.

Dabei gibt es andere Möglichkeiten, einen Menschen mit Liebe und Fürsorge zu nähren. Gemeinsam alte Musik nochmal anhören, Vorlesen, Streicheln oder auch über vergangene Genüsse sprechen, sind gute „Ersatzhandlungen" und entlasten die Sterbenden sehr. Dann entsteht auch der Raum, um mit kleinen Leckereien dem Menschen eine Freude zu bereiten und dadurch, nebenbei, etwas Mundpflege zu betreiben.

Gerade wenn Menschen nicht mehr essen, bekommt die Mundpflege eine größere Bedeutung. Wenn der Speichelfluss nicht mehr angeregt wird, bilden sich Bakterienbeläge im Mund. Die Speicheldrüsen sind in Gefahr, sich zu entzünden. So kann das Angebot von kleinen Obststückchen, Eis, Gummibärchen, sauren Bonbons eine lustvollere Art der Mundpflege darstellen als das Mundspülen oder die Massage der Ohrspeicheldrüsen.

Auch wenn Menschen nicht mehr essen, ist es nach wie vor nötig, Stuhlgang zu haben. Der Darm schilfert Schleimhautzellen ab, die ausgeschieden werden sollen. Bis auf die letzte Phase kurz vor dem Tod sind Abführmaßnahmen wichtig, um einem Darmverschluss vorzubeugen. Besonders, wenn Schwerkranke morphinhaltige Schmerzmittel einnehmen, die die Darmtätigkeit lähmen.

So hat es sich bewährt, neben oral eingenommenen Abführmitteln am dritten stuhlganglosen Tag zusätzlich mit Einläufen, Bauchmassagen oder auch Fußmassagen zu beginnen. Hilfreich ist auch die Anwendung von Melissenöl der Firma Wala oder Carminativum Tropfen der Firma Hetterich bei Bauchschmerzen und Blähungen.

Durst und Mundtrockenheit

Menschen in Todesnähe trinken sehr wenig oder auch nicht mehr. Das ist noch stressbeladener als das Thema

Essen. Zu schrecklich ist die Vorstellung, der uns anvertraute Angehörige könne verdursten. Doch im Nichtmehr-Trinken handelt es sich um eine Schutzreaktion des sterbenden Körpers.

Die Funktion der Nieren nimmt ab. Flüssigkeit kann kaum noch ausgeschieden werden und belastet Körper und Atmung. Viel wichtiger als Flüssigkeitsgabe ist es, den Mund gut feucht zu halten, häufig mit Wasser zu besprühen oder auch mit Getränken, die der Mensch gerne mochte.

Bei der Pflege des Mundes ist große Sensibilität und Vorsicht wichtig. Der Mund ist oft die letzte verbliebene Intimsphäre, in die keinesfalls gewaltsam oder unachtsam eingedrungen werden darf. Der Patient soll informiert sein über das, was passiert, und einverstanden sein.

Es gibt sehr viele Möglichkeiten, speichelbildende Maßnahmen anzubieten, zum Beispiel Eislutscher, Brauselutscher, kleine Mengen Wein, Sekt oder Bier mit der Pipette verabreicht. Mit einem großen Watteträger kann der Mundraum regelmäßig gereinigt und befeuchtet werden.

Falls sich Borken im Mund bilden, leistet das Auswischen des Mundes mit Rosenhonig gute Dienste, um die Mundschleimhaut geschmeidig zu halten. Leider tritt oft eine Pilzerkrankung des Mundes auf. Sollten Sie weißliche Beläge entdecken, ist es gut, mit dem Arzt darüber zu sprechen.

Lagerung und Bewegen

Beim länger bettlägerigen Menschen wie auch bei Menschen, die ihre Zeit vorwiegend in ihrem Lieblingssessel verbringen, besteht die Gefahr des Wundliegens – besonders wenn das Leben sich aus dem Körper zurückzuziehen beginnt. Druckgeschwüre können sich bilden.

Dieses Absterben des Gewebes hat seine Ursache vor allem in der fehlenden Durchblutung von Körperstellen, die auf der Unterlage aufliegen, also Schulterblätter, Wirbelsäule, Steißbein, Hüfte, Ellbogen, Knie, Fersen; aber auch die Ohren und der Kopf sind gefährdet. Begünstigt wird das Entstehen solcher Druckstellen noch, wenn bedingt durch Inkontinenz eine Windelhose verwendet werden muss.

Vorbeugen können sie diesem Aufliegen durch häufige (zwei- bis vierstündliche) Veränderung der Lage, Unterpolsterung mit Kissen oder Handtuchrollen und Versorgen von Fersen und Ellbogen mit Polsterwatte. Nasse Vorlagen und Windelhosen sollen regelmäßig – auch nachts – gewechselt werden.

Vorsichtige Einreibungen mit Johanniskrautöl, Arnicaöl, Lavendelöl oder Calendulaöl pflegen die Haut, regen die Durchblutung an und helfen, die Haut intakt zu halten. Zinksalbe kann sinnvoll sein, wenn stark saurer Urin oder Stuhlgang die Haut reizt, hat aber bei der alltäglichen Pflege eher den Nachteil, dass sie ebenso wie Puder zur Krümelbildung neigt und die Hautatmung behindert.

Unruhe

Vor dem Sterben werden einige Menschen von einer starken Unruhe erfasst. Sie wollen unbedingt aufstehen, weggehen und sind dadurch stark gefährdet zu stürzen. Wenn es möglich ist, können Sie als Begleiter dem Menschen in seinem Wunsch nach Aufstehen und Gehen nachkommen. Hierbei sollten Sie so wenig Hilfestellung wie möglich leisten, damit der Sterbende einen Eindruck seiner Kraft erhält, sich wahrnehmen kann. Wenn die Unruhe nicht zu steuern ist, ist es besser, den Menschen auf seiner Matratze zu lagern, als ihn im Bett zu fixieren.

Das Fixieren im Bett wird von Menschen als schrecklich wahrgenommen. Besonders, wenn es sie weg drängt von der Angst erzeugenden Situation oder auch hin zu einem Ort der Erlösung. Große Unruhe in Todesnähe ist nicht immer vermeid- und behandelbar.

Als Begleiter könne Sie versuchen, intuitiv zu erfassen, was Angst erzeugt und die Unruhe auslöst oder auch wohin der Sterbende sich bewegen will. Beruhigende Worte, sanftes Streicheln und vor allem die Ruhe und Zuversicht des Begleitenden helfen in der Unruhe.

Diese Zeit gleicht einem Übergang, der Schritt für Schritt vollzogen, erlebt und sicher auch manchmal durchlitten werden will. Schaffen Sie sich als Begleiter Pausen, wechseln Sie sich mit anderen Angehörigen oder Mitarbeitern eines Hospizdienstes ab.

Solche Wege hindurch können einige Zeit brauchen. Zur Sicherheit ist es auch gut zu prüfen, ob der Patient Schmerzen hat oder an Übelkeit, Harn- oder Stuhldrang leidet. All diese Faktoren können ebenfalls eine starke Unruhe auslösen.

Angst

Den Tod fürchten viele Menschen nicht, wohl aber das Sterben. So scheint es vor allem die Übergangszeit zu sein, die Menschen intuitiv als beschwerlich und angstauslösend empfinden. Bei vielen Menschen ist während der Sterbephase die Qual und die Angst des Ausgeliefertseins die Ursache für Unruhe und Verwirrungszustände. Der Anspruch, vertrauensvoll und möglichst präsent in den Tod zu gehen, erscheint unerfüllbar im Angesicht einer unwägbaren, unfassbaren und nicht mehr kontrollierbaren Situation.

Zunächst einmal gibt es nichts zu tun. Körper wissen wie sterben geht. Diesen Prozess brauchen wir nicht zu steuern, lediglich zu beobachten. Und indem wir den Körper und sein Sterben beobachten, zeigt sich, dass eine andere Struktur bleibt: vielleicht die Seele, vielleicht der Geist, etwas Unsterbliches kann Zeuge des Hinscheidens des Körpers werden. Der Kampf entsteht, wenn Körper und Seele als untrennbare Einheit empfunden werden, wenn mit dem Verlöschen der Materie völlige Auflösung ins Nichts erwartet wird.

Ganz gleich, welcher Religion oder Philosophie ein Mensch anhängt, es ist wichtig, über Vorstellungen, Glaubenssysteme und Wahrnehmungen im Gespräch zu bleiben, Bilder weiterzuentwickeln, andere Überlegungen zu hören, schlicht, sich vorzubereiten auf den Durchgang, den Übergang ins Ungewisse.

Träume helfen oft, im Bildhaften die Ängste und Hemmnisse zu ergründen und damit in Kontakt zu sein. Hypnotherapie, Cranio-Sacral-Therapie, Musik- und Kunsttherapie und viele andere Verfahren helfen, wenn große Ängste entstehen. Auch Menschen, die bis zu diesem Zeitpunkt rational geprägt waren, profitieren während dieser letzten großen Umstellungsphase oft von diesen Angeboten.

Dem Sterben des Körpers geht ein Sterben der Persönlichkeit voraus: Die Persönlichkeit wurde lebenslang aus Erfahrungen, Überzeugungen, Gelingendem und nicht Gelingendem gebildet. Sie definiert sich über eigenständiges Handeln, Kontrolle, Ansehen und aktiver Teilhabe am Leben. All das findet nicht mehr statt.

Die Kräfte schwinden, der Aktionsradius wird immer begrenzter, und die Möglichkeit, sich über das Tun zu erleben, schwindet. An die Stelle von aktiver Teilhabe tritt passives Erdulden, Angewiesen sein auf Hilfe und das Erleben der Unfähigkeit, selbst kleinste Entscheidungen ohne fremde Hilfe zu treffen. Das ist ein schmerzhafter, gleichwohl wichtiger Prozess. Denn nur durch diese Erfahrungen, nur durch resigniertes Loslassen, wird die Persönlichkeit immer weniger dominant und tritt zugunsten der passiven Annahme des Unabänderlichen zurück.

Wir alle haben eine tiefe Erfahrung dieses passiven Zustandes, die sich während unserer Säuglingszeit gebildet hat. Hier erlebten wir einen vergleichbar ohnmächtigen Seinszustand, und je nachdem, wie sicher und geborgen wir diese Zeit erleben durften, werden wir uns auch jetzt mehr oder weniger vertrauensvoll dem „Ausgeliefertsein" hingeben können.

Als Begleiter kommt uns nun die Verantwortung zu, für Sicherheit zu sorgen, indem wir präsent bleiben, Führung übernehmen und Fürsorge leben. Am Beispiel dieser Erfahrung übt die Persönlichkeit des Sterbenden ein, sich anzuvertrauen, sich fallen zu lassen in eine umfassende Geborgenheit hinein. Wenn wir das Bild betrachten: „den Tod umarmen", bedeutet das die Hingabe an ein großes, unfassbares Gegenüber.

Die Angst, vom Tod verschlungen zu werden, ausgelöscht zu werden, findet sich in dieser Vorstellung nicht mehr. Vielmehr die Erkenntnis, endlich dem Joch des Machens und Tuns entfliehen zu dürfen und wieder eintauchen zu dürfen in das ozeanische Gefühl völliger Geborgenheit.

Sterbende berichten oft von dem Gefühl, „verschlungen zu werden, verfolgt zu werden, zu fallen in eine große Leere", was verständlicherweise große Ängste auslöst. Als Begleiter können wir hier wertvolle Impulse geben, indem wir anregen, dass Fallen, das Verschlingen zuzulassen, stehenzubleiben und nicht mehr zu versuchen, dem Verfolger zu entfliehen. Also etwas Unabwendbares zuzulassen.

Theo wurde von einem immer wiederkehrenden Traum gequält. Der schwerkranke Mann hatte sich mit der Endlichkeit seines Lebens abgefunden und war durch seinen Glauben voller Hoffnung auf sein Weiterleben in Gott. In seinem Traum war er auf der Flucht vor etwas grauenvollem Unbekannten. Die ganze Nacht lang rannte er über weite, leere Ebenen, konnte sich nirgendwo verstecken, niemand war da, der ihm helfen konnte. Theo sah das als inneren Zweifel an seinem Glauben, den er so stark wähnte, und war sehr verunsichert darüber.

Wir überlegten, was wohl passieren würde, wenn er einfach stehenbliebe, sich dem Unbekannten stellte und fragte, was es denn von ihm wolle. Mit dem festen Vorsatz, das zu tun, begab er sich in die Nacht. Am nächsten Morgen empfing er mich strahlend. Es hatte geklappt: Er war einfach nicht weitergelaufen, sondern stehengeblieben, und das, was ihn verfolgte, war in seinen Augen Gott.

4. Spirituelle Aspekte

Zum Engel der letzten Stunde,
den wir so hart den Tod nennen,
wird uns der weichste, gütigste Engel zugeschickt,
damit er gelinde und sanft das niedersinkende Herz
des Menschen vom Leben abpflücke
und es in warmen Händen und ungedrückt
aus der kalten Brust
in das hohe, wärmende Eden trage.

Sein Bruder ist der Engel der ersten Stunde,
der den Menschen zweimal küsset,
das erste Mal, damit er dieses Leben anfange,
das zweite Mal, damit er droben
ohne Wunden aufwache
und in das Andere lächelnd komme,
wie in dieses Leben weinend.
– Jean Paul

Am Ende des Lebens, wenn die materiellen Aspekte immer mehr in den Hintergrund geraten, stellt sich oft die Frage nach dem Woher, Wohin und Warum. Begleiterin zu sein, bedeutet auch in diesem Bereich, sich zu öffnen, sich berühren zu lassen von diesen unbeantwortbaren letzten Fragen. Die Begleitung bei der spirituellen Spurensuche ist häufig der schwierigste Teil der gemeinsamen Reise, doch auch der, der die meiste Nähe entstehen lässt.

Jede Beziehung hat ihre ureigene Sprache oder auch Sprachlosigkeit zum Thema der eigenen Spiritualität. Oft müssen erst Worte gefunden werden, die den Austausch über das, woran jemand glaubt, möglich machen. Hemmschwellen wollen überwunden werden. Die Frage nach dem, was einen Menschen motiviert, was er fürchtet oder hofft, bietet die Chance zur tiefen Begegnung und auch zu Einsichten, die unser Leben als Begleiterin bereichern können.

Die Kommunikation gelingt oft leichter in einer Bildsprache. Menschen am Ende das Lebens benutzen oft Metaphern, um anzusprechen, was sie bewegt. Wenn Begleiter sich einlassen können, diese Metaphern weiterzuspinnen, gelingt Kommunikation auf einer anderen Ebene als der gewohnten materiellen.

Christine hatte sich mit ihrem Sterben abgefunden. Zu lang schon war der Weg mit der Erkrankung und sie war tief erschöpft. Aber es gab ein großes Problem: Christine liebte ihren bereits verstorbenen Kater Löwe sehr, und der Gedanke, dass sich nach ihrem Tod niemand an ihn erinnern würde, war unerträglich für sie. Löwe war ein großer, roter, puscheliger und sehr menschenfreundlicher Kater gewesen, der Christines Leben sechzehn Jahre lang begleitet hatte. Sie nahm mir das Versprechen ab, sich an ihrer statt an Löwe zu erinnern, der so viel Glück in ihr Leben gebracht hatte. An diesem Abend gab sie mir das Foto von Löwe mit, das auf ihrem Nachttisch gestanden hatte. In der Nacht starb sie.

Vielen Menschen ist am Ende ihres Lebens wichtig, Bilanz zu ziehen und ihr Leben noch einmal zu betrachten. Wenn uns ein Mensch das Geschenk dieser Offenheit macht, können wir gemeinsam mit ihm seine Erfahrungen würdigen, vielleicht auch dem Ungelösten einen neuen Bezugsrahmen geben und danach suchen, wie Befriedung möglich wird.

Nicht immer können alle Erfahrungen befriedigend eingeordnet werden. Doch im Bewusstsein, dass auch Brüche und Fehler zu Menschsein gehören, können wir mit den Augen der Gnade auf dieses Erleben blicken. Sterben bedeutet auch Loslassen des eigenen Ich, jenes Ich, das in der Welt gewirkt hat. Im Sterben müssen wir uns Loslösen von dem, was wir für die Welt waren.

Unsere Persönlichkeit, mit ihren Vorlieben und Abneigungen, mit ihren Wünschen und Begehrlichkeiten, mit ihren Ängsten, ihrer Scham und Schuld, umgibt wie Schichten einen unsterblichen Kern des Seins. Durch all die Masken will wieder die Seele durchscheinen, und häufig ist die Arbeit der Loslösung mit Schmerz verbunden, der sich mitunter auch körperlich zeigt. Doch am Ende zieht oft der Frieden des Erkennens ein. Erkennen einer unauslöschlichen Seele, die sich in einem Körper auf eine Reise mit den vielen möglichen Erfahrungen eines Erdenlebens begeben hat und nun heimkehren darf.

Reiner konnte den Anblick des Kreuzes in seinem Zimmer nicht mehr ertragen. Obwohl er sein Leben lang glaubensfern gelebt hatte, war er jetzt geplagt von der Vorstellung eines strafenden Gottes. Er machte sich große Sorgen über die Strafen, die ihn erwarten würden, weil er sich nicht um die Ausübung seines Glaubens gekümmert hatte. Er war keinen Überlegungen zugänglich. Die Angst saß viel zu tief, um in der kurzen verbleibenden Zeit vor seinem Tod noch gewandelt zu werden. Er war unruhig und getrieben bis zu seinem Tod.

5. Berührung heilt

Glücklich ist der Mensch,
der seinen Nächsten trägt,
so wie er sich wünscht,
von ihm getragen zu werden
in seiner schwersten Stunde.

– Franz von Assisi

Berührung gehört zu den elementaren Erfahrungen des Menschen. Berührung vermittelt Halt und Sicherheit. Berührt werden hilft in Zeiten größter Not, sich selbst wieder zu finden, sich zu beruhigen. Als soziale Wesen sind wir angewiesen auf mitmenschlichen Kontakt. Alte und kranke Menschen beklagen das Fehlen von Berührungen, es scheint, als würden sie emotional verhungern.

In der Begleitung Sterbender können wir durch achtsame, präsente Berührung unsere Unterstützung jenseits aller Worte, allen Tuns und Machens zeigen. Doch wie berühren, wenn wir selbst Angst haben vor dem Leid, vor der Entstellung? Wenn wir uns ekeln vor dem Siechtum, Angst haben vor Zurückweisung oder davor, den Sterbenden in seinen Bedürfnissen nicht richtig zu erfassen?

Zunächst einmal müssen wir uns unserer eigenen Bedürfnisse bewusst werden. Im engen körperlichen Kontakt mit Todkranken zu sein, kann in uns ein ganz irrationales Gefühl auslösen, „vom Tod angesteckt" zu werden. Hier fühlen wir uns in unserer Sicherheit bedroht. Wenn wir uns diesen Gefühlen öffnen, findet sich die Lösung dafür von Selbst. Wir können für unsere Sicherheit sorgen, sei es durch das Ritual der Händewaschung oder durch ein Gebet um Schutz.

In der buddhistischen Sterbebegleitung wird die Technik des Tonglen gelehrt: Hierbei geht es darum, das Leid, eigenes und das anderer Menschen, in der Atemmeditation in sich aufzunehmen und im eigenen Herzen durch die Liebe zu wandeln und dann im Ausatmen als Glück und Friede sich und anderen zu spenden. Siehe hierzu auch: „*Dem Tod begegnen und Hoffnung finden: Die emotionale und spirituelle Begleitung Sterbender*" von Christine Longaker.

Indem wir unsere Ängste wahrnehmen, können wir frei werden für die Entscheidung, uns von ihnen nicht abhalten zu lassen von unserem Impuls, dem Leidenden beizustehen. Ebenso hilft es, sich Gefühle von Ekel und Widerwillen bewusst zu machen, als normale instinkthafte Reaktion auf Gerüche, Wunden und Entstellungen. Dass diese Gefühle auftauchen, ist ganz normal, doch aus Liebe können wir uns dazu entscheiden, sie zu überwinden. Nicht ein zwanghaftes sich Übergehen und Niederkämpfen des Ekels, sondern ein Weitwerden in der Wahrnehmung für den Menschen, der da ist. Dann stellt sich als Folge ein empathisches Wahrnehmen ein, und unsere Berührungen werden angemessen und passend sein.

Die Gelegenheiten, einen kranken Menschen zu berühren, sind vielfältig. So kann jede Pflegehandlung nicht mechanisch, sondern ausgerichtet auf den Zweck erfolgen, Geborgenheit zu schaffen, Annahme spürbar werden zu lassen, zu signalisieren: Ich bin hier bei dir. Gerade diese innere Absicht ist spürbar und vermittelt dem Kranken das Gefühl, wahrgenommen und gemeint zu sein. Wenn wir uns als Begleiter vergegenwärtigen, dass jede Berührung dem Menschen wieder seine Leibhaftigkeit bewusst macht, ergibt sich daraus, dass wir erkennen, welchen Wert dies für einen Menschen hat, der seinen Körper zu verlieren droht.

Menschen an der Schwelle des Lebens erfahren sich im Schlaf häufig als körperlos. Durch das lange Liegen verlieren sie die Wahrnehmung ihres Körpers. Diese Entgrenzung verunsichert sie tief, lässt sie unruhig und getrieben werden. Das Angefasstwerden vermittelt dem Menschen: Du bist noch da. Berührungen können zur Linderung vieler Symptome beitragen.

Unruhe

Unruhe kann mit sanften, doch gut spürbaren, vom Kopf zu den Füssen fließenden Bewegungen, „abgewaschen" werden. Bereiten Sie in einer Waschschüssel gut warmes Wasser mit Lavendelöl, in etwas Kaffeesahne emulgiert, zu. Nehmen Sie vier Waschlappen, ein Handtuch zum unterlegen, ein Handtuch zum abdecken. Der Raum sollte schön warm sein.

Beginnen Sie nun, indem Sie sich zwei, in dem Lavendelbad getränkte, gut ausgewundene Waschlappen über die linke und rechte Hand ziehen und damit mit ruhiger Geste das Gesicht fassen. Nach kurzer Zeit streifen Sie langsam den Hals seitlich hinab. Mit den trockenen Waschlappen wiederholen Sie den Vorgang, jedoch ohne Druck, eher ein Streicheln.

Jetzt erst decken Sie den Oberkörper auf, ziehen das Nachthemd aus und bedecken die Brust mit einem Handtuch. Unter den linken Arm legen Sie das zweite Handtuch, wieder streichen Sie mit den zwei feuchten Waschlappen den Arm langsam ab. Wiederholen Sie dreimal, ohne die Waschlappen erneut einzutauchen. Mit dem rechten Arm verfahren Sie ebenso. Dann nehmen Sie das Handtuch von der Brust und streifen in von oben nach unten gerichteter Bewegung den ganzen Brustkorb nach unten ab. Jetzt können Sie die Brust wieder zudecken und mit dem Bauch ebenso verfahren.

Danach kann der Patient sich auf die Seite rollen und Sie können den ganzen Rücken behandeln. Nach dem

Anziehen des Oberkörpers und Zudecken machen Sie mit den Beinen analog zu den Armen weiter. Vergessen Sie nicht: Ihre innere Absicht ist es, Unruhe abzustreifen. Handeln Sie also in Ruhe und Klarheit, ohne zu sprechen.

Haltlosigkeit

Dem Gefühl, den Boden unter den Füßen zu verlieren, kann mit dem Halten der Füße begegnet werden. Sie als Behandelnder sollten sich vorstellen, fest in der Erde verwurzelt zu sein, wie eine starke Eiche. Dann erst legen Sie ihre Hände wie Schalen unter die Fersen des Haltsuchenden. Ihre innere Absicht ist, dem ganzen Menschen Halt anzubieten. In der Vorstellung der Fußreflexzonentherapie bildet sich im Fuß der ganze Mensch ab. Die Fersen bilden hierbei die Basis des Menschen. So sitzt in unserer Wahrnehmung also der Mensch in unseren Händen, er wird getragen, gehalten und beschützt.

Verkrampfungen

Verkrampfungen können sich durch kleine, schaukelnde Bewegung eines Körperteils lösen. Hierzu legen Sie ein Bein, einen Arm oder auch den Kopf auf ein nicht zu kleines Handtuch, fassen es sicher an den Enden und heben das Körperteil leicht an. Dann beginnen Sie mit leicht schaukelnden Bewegungen. Nach einiger Zeit legen Sie den Arm oder das Bein sanft ab und bitten den Patienten hineinzuspüren, was sich verändert hat.

Atemprobleme

Bei Störungen der Atmung können Sie Ihre Hand leicht am unteren Teil des Brustbeins auflegen und Ihren Angehörigen auffordern, seinen Atem dorthin fließen zu lassen. Wenn das gelingt, gehen Sie mit der Hand tiefer bis zum Nabel, und der Atem folgt der Berührung. Vielleicht gelingt es auch noch, den Atem bis zum Schambein fließen zu lassen. Hoffentlich hören Sie dann Gurgeln und Gluckern im Bauch als Zeichen der Entspannung.

Zum tiefen Atmen regt auch die Einreibung des Rückens an. Hierbei legen Sie beide Hände auf dem Kreuzbein auf, die Fingerspitzen sind kopfwärts gerichtet. Nach einer Zeit des Einfühlens beginnen Sie, mit langsamer Bewegung den Rücken hinaufzustreichen bis zum Schultergürtel. Dann umkreisen Sie die Schulterblätter und streichen wieder abwärts. Dann streichen Sie wieder hinauf, umkreisen den unteren Brustkorb, streichen hinab, wieder nach oben, umkreisen die Nieren und wiederholen diese Anwendung drei bis sieben Mal.

Versuchen Sie Ihre eigene Geschwindigkeit dem Atemrhythmus des Behandelten anzupassen, mit der inneren Absicht, die Atmung zur Vertiefung und zur Verlangsamung anzuregen.

Verstopfung

Unser Darm reagiert empfindlich auf alle Arten von Stress. Kommen dann noch morphiumhaltige Schmerzmittel dazu, ist er häufig nahezu gelähmt. Besonders seit wir wissen, dass Gefühle im Darm „verdaut" werden, dass er unser Bauchhirn bildet, schenken wir der Verdauung und vor allem auch der Lösung von Verspannungen im Bauchbereich große Aufmerksamkeit.

Zur Behandlung des Bauches sollten Sie innerlich ruhig und offen sein für alles, was sich zeigen will. Benutzen Sie warmes Melissenöl von Wala oder Bäuchleinöl von Weleda, um den Bauch zu behandeln. Wenn Ihr Patient gut liegt und Sie eine bequeme Sitzhaltung gefunden haben, legen Sie zunächst beide Hände parallel auf den Nabelbereich auf, nehmen Sie nur wahr, was Sie spüren.

Spannung, Verhärtung, Schlaffheit, Leere, interpretieren Sie ihre Wahrnehmung nicht, beobachten Sie einfach nur.

Nach einiger Zeit der Einstimmung beginnen Sie damit, eine langsam kreisende Bewegung mit leichtem Druck im Uhrzeigersinn auszuführen, mit beiden Händen oder auch nur mit einer Hand, während die andere auf dem rechten Unterbauch ruht. Dieses Bauchreiben kennen die meisten Menschen von der Behandlung von kleinen Kindern mit Bauchweh, und auch hier beim Schwerkranken hat es das gleiche Ziel: Entspannung, Geborgenheit, Ruhe.

An den Geräuschen, die der Bauch macht, können Sie die Entspannung bemerken. Sie sollten vor der Behandlung mit ihrem Angehörigen besprochen haben, dass er sich keinesfalls schämen sollte, wenn Winde abgehen. Das Abgehen von Winden wäre das beste Indiz für Behandlungserfolg.

Nach der Behandlung nehmen Sie eine in ein Handtuch gewickelte Wärmflasche und lassen diese noch einige Zeit auf dem Bauch liegen. Fragen Sie nach, ob die Temperatur als angenehm empfunden wird. Sie sollten wie bei jeder Berührung darauf gefasst sein, dass im Menschen etwas berührt wird, das in Form von Tränen, Worten oder auch Stöhnen seinen Ausdruck finden möchte. Hier gilt es, wie bei der Behandlung selbst einfach dabei zu bleiben, aufzunehmen und nicht zu bewerten, zu versuchen zu erklären oder zu trösten. Ihr ruhiges „Ich bin da" trägt genug.

Schlaflosigkeit

An der Schwelle des Lebens zum Tod wird für viele Menschen die Nacht zur Qual. Zu nah rücken dann die Ängste, zu sehr muss alles unter Kontrolle gehalten werden, als dass es möglich wäre, sich vertrauensvoll dem Schlaf hinzugeben. Berührung hilft hier oft in erstaunlichem Maß. Eine Möglichkeit wäre zunächst, einen feucht-warmen Leberwickel zu machen. Dafür wird ein Handtuch mit gut warmen Schafgarbentee getränkt, gut ausgewunden und dann gefaltet auf den rechten unteren Rippenbogen aufgelegt, darüber kommt ein trockenes Badetuch.

Lea war eine schöne junge Frau, bis sie an einem Tumorleiden in der Nase erkrankte. Ihr Gesicht war durch die Operationen und den Krankheitsverlauf entstellt, und auch das Sprechen wurde zunehmend schwieriger. Sie hatte bis zu ihrer Erkrankung keinen Gedanken an den Tod verschwendet, und auch jetzt erschien ihr die Tatsache, dass sie sterben solle, eine nicht fassbare Ungeheuerlichkeit.
Sie konnte nicht über Tod und Sterben nachdenken, zu sehr war sie noch mit dem Abschiednehmen vom Leben beschäftigt. Im weiteren Verlauf wurde sie wieder zu einem ganz kleinen Mädchen. Zu ihrer eigenen Mutter hatte sie keinen Kontakt, und so band sie sich eng an die Pflegekräfte, die sie versorgten. Sie war nur durch engen körperlichen Kontakt zu beruhigen.
Sie wollte sich anlehnen, die Hand halten, und weinte viel. Instinktiv versuchte sie, die Erfahrung von völliger Geborgenheit und Einssein in ihr Bewusstsein zu holen. Ihre Entstellung machte den körperlichen Kontakt zu einer Herausforderung. Und doch konnte dieser Kontakt genau das schaffen, was Lea brauchte, um sich fallenzulassen: das Ruhigwerden, die Annahme und das Vertrauen.

Wenn die Patientin bequem liegt, können Sie sich ans Kopfende setzen und den Kopf in die Schale Ihrer Hände nehmen. Vielleicht stellen Sie sich vor, Sie liegen am Abend eines besonders gelungenen Tages im Bett, es beginnt zu regnen, und Sie lauschen dem Regen in der Geborgenheit Ihres Bettes. Versuchen Sie, während Sie den Kopf halten, ganz in den Bildern von Geborgenheit und Ruhe zu bleiben. So wird die Zeit der Behandlung eine kostbare, gemeinsam verbrachte Zeit, weniger ein einseitiges Geben, mehr geteilte Erfahrung. Wenn Sie selbst müde werden oder unruhig, dann beenden Sie die Behandlung, falls Ihre Patientin noch nicht eingeschlafen ist, mit einem ruhigen Ausstreichen des Gesichts. Ihre Hände werden das Richtige tun, vertrauen Sie darauf.

6. Wahrheit, Hoffnung, Verdrängung

Die Blätter fallen, fallen wie von weit,
als welkten in den Himmeln ferne Gärten;
sie fallen mit verneinender Gebärde.

Und in den Nächten fällt die schwere Erde
aus allen Sternen in die Einsamkeit.

Wir alle fallen. Diese Hand da fällt.
Und sieh dir andre an: es ist in allen.

Und doch ist Einer, welcher dieses Fallen
unendlich sanft in seinen Händen hält.
– Rainer Maria Rilke

Die Zeit der Loslösung vom irdischen Leben ist begleitet von vielen, den Sterbenden wie die Begleiter verwirrenden Emotionen. Kein Geisteszustand scheint anhaltend. Fatalistische Hingabe wird von bodenloser Hoffnungslosigkeit abgelöst, scheinbar grundlose Heiterkeit tritt auf, gefolgt von tiefer Depression, Lebenspläne für die nächsten Jahre werden geschmiedet, obwohl der Tod schon greifbar im Raum steht.

Wie kann man als Angehöriger hier begleiten? Das ist schwierig, kräftezehrend und sehr verwirrend. Wenn es gelingt, gleichzeitig authentisch zu sein und mitzuschwingen, verkleinert sich die Reibung zwischen Ihnen und Ihrem Angehörigen. Authentisch sein bedeutet, zu sehen, was Sie sehen, zu fühlen, was Sie fühlen, und das auch auszudrücken, ohne die Wahrheit und Wahrnehmung Ihres Gegenübers in Frage zu stellen.

Es kann hilfreich sein, das Gehörte einfach nur wiederzugeben, so wie Sie es verstanden haben, ohne es zu interpretieren. Das Hören der eigenen Ansichten und Aussagen hilft Menschen, sich selbst zu reflektieren. Jegliches Beurteilen lässt das Gegenüber traurig, sich unverstanden fühlend zurück und wird möglicherweise dazu führen, dass eine Ansicht verteidigt und damit zementiert wird.

Die Zeit, in der der Verfall der körperlichen Kräfte beginnt, spürbar und sichtbar zu werden, ist häufig begleitet von Wut und Leugnung. So bestehen schwerkranke Menschen zum Beispiel darauf, allein die Toilette aufzusuchen, sich selbständig zu waschen oder den ganzen Tag im Sessel zu sitzen. Wohlmeinende Hilfsangebote werden harsch abgelehnt. Auch wenn manches offensichtlich nicht mehr gelingt, wird jede Unterstützung zurückgewiesen. Hier hilft es nur, sich in Geduld zu üben und die Zurückweisung als Ausdruck großer Wut über den eigenen Zustand zu begreifen. Ihr Angehöriger meint nicht Sie, er meint das Leben mit seiner offensichtlichen Endlichkeit, er meint seinen nicht mehr funktionierenden Körper, seine Erkrankung.

Vielen Verletzungen kann durch Klarheit und Mitgefühl ihre Wucht genommen werden. Erklären Sie immer wieder ihre Bereitschaft zur Unterstützung, überlassen Sie aber dann Ihren Angehörigen wieder seiner eigenen Verantwortung und teilen Sie dies auch mit. Wenn Sie sich ungerecht behandelt fühlen, dürfen Sie das zum Ausdruck bringen, nicht als Anklage, sondern: „Du sollst wissen, wie es mir geht ..., was das in mir auslöst ..., welches Gefühl in mir entsteht ...“

Das soll nicht diskutiert werden, was eine weitere Quelle für Missverständnisse darstellen kann, sondern nur ausgesprochen. Sie vermitteln durch diese Haltung Sicherheit und auch, dass Sie Ihren Angehörigen als erwachsenes Gegenüber ansprechen und erleben.

Zeiten der Regression sind unvermeidbar und auch dem Loslösungsprozess förderlich. Darum sind zum Beispiel regelmäßig durchgeführte Einreibungen, das Halten der Füße, das Angebot eines Wannenbades gute Gelegenheiten, Regression in positiver Ausprägung zuzulassen, und das Versorgtwerden beziehungsweise Sich-Versorgenlassen zu einer guten Erfahrung werden zu lassen.

Die Begleitung eines sterbenden Menschen fordert Sie in Ihrer persönlichen Integrität. Menschen an der Schwelle des Todes nehmen Gefühle sehr deutlich wahr. Versuchen Sie also gar nicht erst, diese zu verstecken. Das ist ein Geschenk an Ihre Beziehung. Kaum je werden Menschen sich so wahrhaftig begegnen und damit so nah sein. Dankbarkeit zu entwickeln für die Herausforderung, die Nähe und die Chance zur Selbstentfaltung, ist ein guter Weg, der Überforderung und Frustration zu begegnen.

Lars war sein ganzes Leben am liebsten in seiner Werkstatt gewesen. Es war grausam für ihn, so viel Unfertiges zurücklassen zu müssen, als ihn seine Erkrankung ans Bett fesselte. Er schien keinerlei Verwendung mehr für sich zu haben, wenn ihm das genommen war. So brachte er die Tage bis zu seinem Tod eher schlecht als recht in großer Langeweile herum. Zu reden gab es für ihn nichts. Aller Müßiggang war ihm zuwider.
Am Tag seines Todes mussten alle Werkzeuge in sein Zimmer geholt, gereinigt und eingepackt unter dem Bett verwahrt werden. Dann wollte er ein bisschen feiern. Mit Pralinen und Wein saß er in seinem Bett und war zufrieden. Nach etwa einer Stunde legte er sich hin, schlief ein und starb.

7. Bewusstseinsstörungen

Am Grunde des Herzens eines jeden Winters
liegt ein Frühlingsahnen,
und hinter dem Schleier jeder Nacht
verbirgt sich ein lächelnder Morgen.
– Khalil Gibran

Demenz und Verwirrtheitszustände

Wir sind gewohnt uns in einem definiertem Raum zu begegnen. Vom Standpunkt der Gegenwart aus bewerten wir Vergangenes und planen Zukünftiges. Was aber, wenn unser Gegenüber sich in einem anderen Zeitraum bewegt und sich Vergangenheit, Eindrücke der Gegenwart und Ängste der Zukunft vermischen. Es ist sehr anspruchsvoll, mit Menschen, die sich in anderen Realitätsebenen als den gewohnten bewegen, in Kontakt zu sein.

Zunächst ist es erforderlich, zu beobachten und nicht zu versuchen, die Eindrücke logisch einzuordnen, vielmehr zu betrachten, welche Gefühle die Worte und das Handeln unseres Gegenübers in uns auslösen. Damit kommunizieren wir auf einer unbewussten Ebene, jenseits von vernünftigem, logischen Denken unsere Bereitschaft zur Nähe und Anteilnahme.

Kurt war ein Schreiner, der aufgrund seiner Tumorerkrankung nun am Ende seines Lebens angekommen war. Das war ihm bewusst, und er hatte große Angst vor Schmerzen und vor dem Tod. Er war zurückgezogen und ließ Austausch nur selten zu. Nachfragen beantwortete er nur einsilbig und verschlossen. Eines Tages verhängte er das Kreuz in seinem Zimmer mit einer Jacke und versuchte, sich mit seinem Tafelmesser die Pulsadern zu öffnen.

Auf die Nachfrage, was er denn beabsichtigte, sagte er, er wolle diesem Leben ein Ende setzen, aber Jesus sollte es nicht sehen, denn das sei eine Sünde. Im folgenden Gespräch konnte er über seine Angst vor dem „Jüngsten Gericht" sprechen und über die Sinnlosigkeit und Grausamkeit der „Wartezeit" auf den Tod.
Wir haben anerkannt, wie zermürbend das Warten ist. Vielleicht aber konnte er die Zeit noch nutzen, um seine „Sünden" zu bereuen und Frieden zu schließen mit seinem Leben. Die Zusicherung, dass wir uns um ihn bis zu seinem Tod kümmern wollten, hat ihn einerseits getröstet, ihm andererseits auch einen Wert zugesprochen, den er glaubte, nicht zu haben.

Gerade am Ende des Lebens treten Verwirrtheitszustände häufig auf, und bei Menschen die schon vorher an einer demenziellen Erkrankung gelitten haben, kann der Zustand des Realitätsverlustes beängstigend werden. Es ist, als ob unser Gegenüber sich in den Räumen seines Geistes verirrt hätte.

Es sieht aus, als würden Ängste und Erfahrungen, und häufig auch der religiöse Glaube, sich zu einer als belastend erlebten Scheinrealität vermischen. Das Ich, wie wir es kannten. scheint ausgelöscht, und an die Stelle eines Menschen, den wir glaubten zu kennen, tritt eine ganz andere Person.

Die Auslöschung des Ich ist eine zentrale Angst, ebenso wie der Verlust unseres Körpers, was bleibt denn dann noch? Manche Menschen können aus ihrem Glauben heraus diese Frage beantworten, doch auch der Glaube wird hier auf die Probe gestellt. Menschen, die sich diese Frage nicht gestellt haben oder keine Idee davon haben, wie es nun weitergehen soll und ob es weitergeht, sind in völliger Orientierungslosigkeit gefangen.

Es ist eine Zeit der Suche, des Ringens, und im Inneren tobt ein Kampf. Dieser Zustand kann nicht beschwichtigt oder verkürzt werden. Altgewohnte Rituale wie die Krankensalbung, die Beichte oder die Bitte um Gnade können einem christlich geprägten Menschen helfen.

Andere Religionen kennen ebenfalls Mittel und Wege, einem Suchenden beizustehen. Selbst bei Menschen, die die Religion, in der sie erzogen wurden, während ihres Lebens verleugnet oder bekämpft haben, können im Zustand der Leere und Suche die altbekannten Rituale Sicherheit und Kraft geben. Wenn der Weg der religiösen Orientierung nicht gangbar ist, eint uns doch alle die Erfahrung von Güte, Wohlwollen und Liebe, die Menschen einander entgegenbringen.

Sie betreuen einen Menschen, der Ihnen wichtig ist. Sie sorgen für ihn und zeigen ihm dadurch, dass er wichtig für Sie ist. Hierauf können Sie sich immer beziehen. Sie können über Ihre gemeinsamen Erfahrungen sprechen, über die Situationen, in denen der Erkrankte gegeben hat, über all das, was sein Leben gelingen lies und wo er das Leben anderer Menschen berührt hat. Diese Taten werden nicht vergessen, sie bleiben in der Welt und mit Ihnen ein Stück des Menschen, der diese Welt verlässt.

Im Verlauf der nächsten Wochen berichtete Kurt, beginnend bei seiner Kindheit im Heim, von den glücklosen Beziehungen und von der Kargheit und Armseligkeit seines Lebens. Aber eine wundervolle Gabe kam auch zum Vorschein: Mit Aquarellfarben ausgestattet begann er, seinen Besuchern und Begleitern kleine, überaus reizende Bilder zu malen. Ein Stück von Kurt würde überdauern, das Helle und Schöne, das er in seinem Leben hatte, würde bleiben.

Sprechen Sie über Ihre Vorstellungen von dem, was nach dem Tod kommt. Fragen Sie den Menschen, den Sie begleiten, nach seinen Vorstellungen. Es ist sehr wichtig, diese Gedanken zu spinnen und dabei neue Räume zu schaffen, die hell und friedlich sind.

Ungelöste Themen eines Lebens, religiöse Vorstellungen und die Idee von schuldhaftem Handeln prägen zum Teil unser Selbstbild. Im Gesunden sind wir allerdings in der Lage, diese Glaubenssätze zu relativieren und in den Bezugsrahmen unserer Gesamtpersönlichkeit, die auch Gelingendes und Gutes hat, zu stellen. Die Fähigkeit, sich selbst einzuordnen, scheint sich aber sowohl bei demenziellen Erkrankungen, als auch am Ende des Lebens, zu vermindern.

So gibt es Phasen, in denen uns unser Gegenüber als verwirrt und verrückt erscheint. Dem Begleiter kommt nun die Aufgabe zu, das Wesentliche herauszuhören und herauszufühlen. Nicht die Inhalte sind entscheidend, sondern das Gefühl, das der Erkrankte vermittelt.

Auf dieses Gefühl können Sie als Begleiter Bezug nehmen und versuchen, es zur Ruhe, vielleicht sogar zu Erlösung zu führen. Stellen Sie sich vor, Sie stehen im Auge eines Sturms. Dort herrscht Ruhe und Klarheit. Um Sie wirbeln Luftmassen und Staub, die Ihnen die Sicht nehmen, und wir wissen, jeder Sturm verliert mit der Zeit an Kraft und wird enden. Im Auge des Sturms müssen wir standhaft bleiben, um nicht in den Wirbel hineingezogen zu werden. Im Auge des Sturms müssen wir klar bleiben, bei uns bleiben. Wir dürfen nicht in die wirbelnden Massen starren, sondern müssen nach oben sehen und den Himmel suchen.

Konkret heißt das zu kommunizieren, was man sieht und wahrnimmt, gleichzeitig aber auch, dass der Mensch im Moment sicher und beschützt ist. Es ist ein schmaler

Grat, einem verwirrten Menschen nicht so zu widerspre-
chen, dass er sich bevormundet, abgelehnt oder nicht
wahrgenommen fühlt, ihm aber gleichzeitig zu vermitteln,
dass die Gefahr nur in ihm ist, nicht im Außen.

Fragen Sie: Was hat dir bisher geholfen, solche Gefahren oder Ängste durchzustehen? Wer könnte dir jetzt helfen? Was kann dich retten? Solche Fragen verweisen auf
die Möglichkeit, dass dieser schlimme Zustand beendet
werden könnte.

Es gab aber noch viele schlimme Stunden in Kurts Leben, immer wenn die Furcht groß und mächtig und er
ihr hilflos ausgeliefert war. Er war dann gegen alles und
jeden, zog sich tief in sich zurück und lag wie erstarrt
unter seiner Bettdecke versteckt. Niemand durfte ihn
stören, sonst wurde er ärgerlich und unruhig. Wir
zeigten ihm dann nur unser Mitgefühl, und dass wir
nach wie vor da waren. Es blieb aber nur, ihn in Ruhe
zu lassen. Er aß und trank nicht, ging nicht zur Toilette,
sondern war in seiner Welt

.Eine weitere Möglichkeit ist, die Aufmerksamkeit des
Leidenden in die Gegenwart zu ziehen, indem wir selbst
als Begleiter etwas beginnen, das uns beschäftigt, zum
Beispiel singen, malen oder essen, und so die Hinwen-
dung zu der stressbeladenen Situation unterbrechen. Den
Fokus auf etwas Anderes zu richten, bedeutet im Sturm
nach oben zu sehen und auch die Energie auf das Gesun-
de zu richten und dem Krankhaften dadurch die Kraft
unserer Aufmerksamkeit zu nehmen.

Es ist schwer, in solchen Situationen nicht Mitleidender zu werden, der sich fangen lässt von der Angst, die
solch unbekannte und unfassbare Zustände auslösen. Si-

cher, es mutet grausam an, einem Menschen zuzumuten, sich seinen Dämonen allein auszusetzen, doch auch hier gilt: Manche Wege müssen allein gegangen und durchlitten werden. Gelegentlich helfen in Fällen von geistiger Verwirrtheit Medikamente sehr gut. Manchmal aber bewirken auch stärkste Beruhigungsmittel nichts, und uns bleibt nur, den uns anvertrauten Menschen, so gut wir können, vor sich selbst zu schützen.

Besonders, wenn der Mensch das Bedürfnis nach Bewegung und Gehen hat. Vielleicht hilft ihm das Gehen, die Spannung loszuwerden, oder vermittelt den Eindruck, davonlaufen zu können. Wir können es nicht wissen. Aber wir können ihn begleiten und ihn vor Unfällen bewahren. Auch schwerkranke oder verwirrte Menschen sollten nach draußen dürfen und laufen, soweit die Füße sie tragen. Selbst wenn die Kraft dann plötzlich zu Ende ist und der Heimweg mit dem Taxi stattfindet. Noch besser wäre es, einen Rollstuhl dabei zu haben, um auf die häufig schnell einsetzende Erschöpfung reagieren zu können.

Eines Tages war Kurt von einer brennenden Unruhe erfasst, und so schwach, wie er war, wollte er nur eines: hinaus. Es gelang nur noch, ihm das Nötigste überzuziehen, und schon begann er trotz seiner Schwäche zu gehen und zu gehen. Er legte ein rasches Tempo vor, lieber wäre ihm gewesen, mit einem Auto zu fahren, um schneller voranzukommen. Nach vielen anstrengenden Stunden setzte er sich erschöpft auf eine Bank. Wir konnten ein Taxi rufen, dass ihn nach Hause brachte. Die folgenden zwei Tage schlief er wieder unter seiner Decke, und am dritten Tag fiel er in einen komatösen Zustand und starb bald. Der Tod war ruhig und friedlich.

Bei innerer Unruhe ist das in Bewegung sein, zum Beispiel durch im Rollstuhl gefahren werden, auch bei Menschen, die nicht mehr gehen können, oft sehr hilfreich, um der Unruhe zu begegnen.

Wertvoll in der Begleitung von Menschen mit verändertem Bewusstsein sind Rituale, ständig wiederkehrende Rhythmen und Gleichmaß in allen Abläufen. Strukturieren Sie Tagesabläufe und Pflegehandlungen. Das errichtet ein Netz von Sicherheit und Verlässlichkeit. Das Singen oder Hören von altbekannten Liedern macht fast allen Menschen mit Demenz oder auch in veränderten Bewusstseinszuständen Freude und lässt oft einen wachen Kontakt und ein Gespräch zu.

Die Nahrungsaufnahme verliert im Zustand fortschreitender Demenz und auch bei verwirrten Zuständen fast völlig ihren Wert für den Erkrankten. Drängen Sie ihn nicht. Immer wieder können kleine Portionen von Essen angeboten werden. Wenn Ihr Angehöriger sie aber nicht will, muss er auch nicht. Sicherlich ist die Idee, einen anvertrauten Menschen verhungern zu lassen, grausam, so ist es aber nicht. Denn zum Verhungern gehört der Hunger, und den spüren die Kranken nicht mehr. Sie haben das Essen vergessen. Es scheint ein natürlicher Weg in den Tod geebnet zu werden durch die Abkehr von dem, was „Leib und Seele zusammenhält".

Die Beendigung von Nahrungszufuhr macht die Seele frei für den nächsten Schritt. Sollte Ihnen in dieser Situation der Vorschlag gemacht werden, einen Menschen über eine Magensonde zu ernähren, wägen Sie diesen Schritt gut ab. Wahrscheinlich wird die Ernährung ein Leben verlängern, das zunehmend schwieriger und weniger lebenswert wird. Gegen eine Sonde zur Gabe von wenig Flüssigkeit und Medikamenten ist allerdings nichts einzuwenden, denn gerade die Möglichkeit, Schmerzmittel oder Beruhigungsmittel über die Sonde zu verabreichen, kann viel Leid verhindern.

Für Begleiter ist die Pflege eines verwirrten Menschen eine große Herausforderung und auch, bedingt durch die häufigen Wachphasen in der Nacht, fast immer sehr erschöpfend. Wägen Sie gut ab, wann Sie mit Ihrem Angehörigen am besten Zeit verbringen und wann Sie sich Ruhezeiten nehmen. Die Begleitung kann sich über einen langen Zeitraum hinziehen. Wenn Sie sich vorschnell erschöpfen, wird es kaum möglich sein, längere Zeit durchzuhalten. Es ist wichtig und sinnvoll, gerade für die Nacht für Hilfe zu sorgen, zum Beispiel durch einen Pflegedienst oder eine Sitzwache. Es ist wunderbar und sehr bemerkenswert, wenn Sie einen demenzkranken Angehörigen zuhause lassen, doch diese Begleitungen sind so fordernd und erschöpfend, dass Hilfe von außen unumgänglich ist. Nur wenn Sie nicht erschöpft und ausgelaugt sind, können Sie die Liebe und Geduld aufbringen, die der kranke Mensch braucht. Es ist viel besser, für wenige Stunden Fröhlichkeit und Freude in ein Krankenzimmer zu tragen, als immer da zu sein und sich mehr und mehr disziplinieren zu müssen, um noch etwas Freundlichkeit aufzubringen. Sie lassen Ihren Angehörigen aus Liebe und Treue zuhause. Handeln Sie auch liebevoll und treu gegen sich.

Koma

In Todesnähe setzt oft ein komatöser Zustand ein, die Kommunikation und die Reaktion auf Außenreize kommt zum Erliegen. Was der Mensch, der scheinbar tief schlafend vor uns liegt, erlebt und wo er sich befindet, ist außerhalb unserer Wahrnehmung. Jetzt bleibt uns nur zu versuchen, emphatisch zu erfühlen, wie sein Befinden ist. Alle Sinne sind wichtig, um zu erfassen, was jetzt zu tun oder auch zu lassen ist.

Pflegehandlungen wie das regelmäßige Lagern und die Mundpflege behalten ihre Notwendigkeit und sollten daher, auch wenn der Tod scheinbar nah ist, keinesfalls unterlassen werden. Wenn Sie diese durchführen, sollten Sie wie beim wachen Menschen ankündigen und erklären, was Sie gerade tun. Denn Ihre Angehörige ist zum Teil noch hier und das Hören bleibt ihr erhalten. Berührungen mögen sie zurück in ihren Körper führen, und hier sollte sie kein stummer Schrecken erwarten. Die Pflege und Versorgung des Körpers zeigt ihr, dass sie noch mit dem Leib verbunden ist, und vielleicht auch, dass es Zeit ist, den Körper nun zu verlassen.

Sprechen Sie auch weiter mit Ihrer Angehörigen über Ihre Gefühle und Gedanken, Ihre Wünsche und Hoffnungen für sie. Manchmal ist es auch hilfreich, über den Körper zu sprechen, seine Hinfälligkeit und seine Endlichkeit. Auch wenn die Kommunikation zum Erliegen gekommen ist, das Empfinden ist sicher noch da, und Ihre Liebe wird den Weg Ihrer Angehörigen lichter und wärmer machen.

In der Begleitung von Elfriede gingen dem Tod viele Gespräche über das, was wohl nachher kommen möge, voraus. Es war für uns beide ein spannendes Thema, und die Neugier war groß. So vereinbarten wir, wenn es irgendwie möglich wäre, solle sie mir ein Zeichen geben, ob da etwas war. Am Tag ihres Todes fiel sie für viele Stunden in einen unruhigen komatösen Zustand, der sich gegen Abend vertiefte, und sie lag ruhig und schwer atmend in ihren Kissen. Plötzlich tauchte sie aus diesem Zustand noch einmal auf, setzte sich auf und rief freudig den Namen ihres lange verstorbenen Bruders. So konnte sie ihr Versprechen tatsächlich noch einlösen.

8. Der Tod kündigt sich an

Der Tod ist die Befreiung
und das Ende von allen Übeln,
über ihn gehen unsere Leiden nicht hinaus.
Er versetzt uns in jene Ruhe zurück,
in der wir lagen,
ehe wir geboren wurden.

– Seneca

Obwohl wir natürlich hoffen, einfach einzuschlafen, nicht mehr aufzuwachen, kann es auch sein, dass uns die Gnade des Todes im Schlaf nicht gewährt wird. Dann kündigt sich der nahende Tod in verschiedenen Erscheinungen an. Viele Menschen berichten von kommendem Besuch, wollen aufräumen, erzählen von dem Kontakt zu verstorbenen Angehörigen oder Freunden. Wunderbare hoffnungstragende Impulse für den Sterbenden wie für den Begleiter.

Gleichzeitig bemerken Sie ein „transparenter" werden des Menschen, den Sie begleiten. Was zunächst ein körperlicher Eindruck sein mag, zeigt sich oft auch auf anderen Ebenen. Tiefes Einverstanden sein, der Wunsch nach geistiger, spiritueller Führung, völliges Desinteresse an der Welt der Lebenden, dafür lange Zeiten von traumintensivem Schlaf und stillem Miteinander.

Es mutet an wie eine Zwischenzeit und berührt auch die Begleitenden. Gelegentlich stellen wir fest, dass das eigene Interesse am Angehörigen abnimmt, als wüsste ein Teil in uns, dass wir ab hier nicht weiter mitgehen können.

Es kann sein, dass wir uns im Zimmer mit dem Sterbenden zwar sehr ruhig, aber auch sehr müde fühlen.

Vielleicht bewegen wir uns mit hinein in den Raum, der nach dem Tod auf uns wartet. Oft erhaschen wir einen kleinen Eindruck von dem Frieden, der nicht von dieser Welt ist.

Manchmal hält dieser Zustand bis zum Tod an. In anderen Fällen wird er abgelöst von großer Unruhe, stöhnender, rasselnder Atmung und starkem Schwitzen. Der Mensch wirkt gequält und ist durch nichts zu beruhigen. Das auszuhalten ist schwer. Doch Abschied von Liebgewonnenem, Vertrauten ist auch schwer und schmerzvoll.

Das Erzählen von wundervollen gemeinsamen Erfahrungen, die Würdigung der Lebensleistung und der Impuls, dorthin zu gehen, wo Liebe spürbar ist, mag bekräftigen und auch beruhigen. Das Hören bleibt auch bei Menschen im Koma erhalten. Darum ist singen, erzählen und Kommunikation über das, was uns bewegt, immer noch möglich. Doch auch, wenn nichts, was Sie versuchen, den Zustand verändert, ist es wunderbar, wenn Sie bleiben und auch diesen schweren Weg begleiten.

Allerdings ist es häufig so, dass Menschen genau dann sterben, wenn Sie für kurze Zeit essen oder spazieren gehen. Vergegenwärtigen Sie sich, wie schwer es ist aufzubrechen, wenn man sich doch grade so gern hat. Es ist leichter zu gehen, wenn man die geliebten Menschen nicht vor Augen hat.

Manchmal empfinden wir Schuld oder Bedauern, im Augenblick des Todes nicht da gewesen zu sein, aber genau das hat wahrscheinlich den Abschied ermöglicht. Die geräuschvolle Atmung mag quälend anzuhören sein, doch es ist fast immer nur Speichel oder etwas Schleim, der nicht mehr geschluckt werden kann. Lagewechsel können die Atmung erleichtern. Behutsames Aufsetzen verbessert manchmal die Situation.

Es ist schwer und belastend, das schwierig scheinende Atmen zu hören, für den Sterbenden stellt es jedoch zumeist keine Qual dar. Schauen Sie genau hin: Wie wirkt der Gesichtsausdruck auf Sie, wie ist die Stimmung im Raum?

Bei starkem Schwitzen kann es hilfreich sein, einfach große Badetücher unter den Körper zu legen, die rasch und ohne großen Aufwand gewechselt werden können. Warme Waschungen, ohne dass sie zu lange dauern, mögen lindern, doch versuchen Sie den Prozess nicht zu stören. Eigentlich sind die Erscheinungen des Körpers jetzt nicht mehr sehr wichtig. Auch Kälte und Blauverfärbung des Körpers sind Todeszeichen. Hier gibt es nichts zu tun, das Sterben geschieht.

Beobachten Sie als Begleiter nun gut Ihre Belastbarkeit. Sollten Sie vom stillen Sitzen am Bett Ihres Angehörigen ermüdet sein, einfach einmal eine Pause brauchen, dann sorgen Sie gut für sich. Es ist nichts falsch daran, zu dösen oder etwas an die Luft zu gehen. Ihr Angehöriger befindet sich nun auf seinem ureigenem Weg. Wir als Begleiter dürfen loslassen.

9. Was nach dem Tod zu tun ist

Der Friede der Wellen des Meeres sei sein,
der Friede des Fließens der Lüfte sei sein,
der Friede der ruhigen Erde sei sein,
der Friede der leuchtenden Sterne sei sein,
der Friede der nächtlichen Schatten sei sein.
Mond und Sterne mögen ihm immer leuchten.
– Gälischer Segen

Das Wissen um den bevorstehenden Tod eines Menschen und die Begleitung im Sterben bereitet uns zwar vor, trotzdem ist der Moment, in dem der Tod eintritt oder der Kranke tot aufgefunden wird, häufig erschreckend und überraschend. Geben Sie sich erst einmal Zeit, die Situation wirklich zu begreifen. Nichts ist jetzt wirklich eilig. Nehmen Sie Platz, atmen Sie ein paar Mal tief durch, wünschen Sie ihrem Angehörigen eine gute Reise oder sprechen Sie ein Gebet.

Dies ist eine Art Zwischenzeit für Ihren verstorbenen Angehörigen, aber auch für Sie selbst. Das Bewusstsein braucht etwas Zeit, um die Realität des Todes wirklich zu erfassen. Betriebsamkeit deckt zwar die Gefühle zu, aber gerade das Ausleben der aktuellen Gefühle erleichtert in der folgenden Zeit vieles. Alle auftretenden Gefühle sind in dieser Zeit normal. Das kann vernichtende Traurigkeit, Erleichterung, Fröhlichkeit oder auch totale Taubheit sein. Versuchen Sie, ganz bei sich und Ihrer Wahrnehmung zu bleiben und Ihre und die Gefühle anderer nicht zu bewerten. Nach einer Zeit der Sammlung können Sie den Hausarzt verständigen.

Es ist wichtig, mit dem Hausarzt das Vorgehen vor allem nachts und am Wochenende im Vorfeld zu planen.

Falls Sie nämlich den ärztlichen Notdienst verständigen müssen, verpflichtet Sie das Gesetz, dies sofort nach Eintritt des Todes zu tun und den Leichnam unverändert liegenzulassen, bis der Arzt die Leichenschau durchgeführt hat.

Mit dem Hausarzt können Sie absprechen, dass Sie den Toten bis zu seinem Eintreffen richten dürfen, wenn Sie das jetzt tun können und wollen. Es ist auch kein Problem, das vom Bestatter übernehmen zu lassen. In Deutschland dürfen Tote längstens drei Tage zuhause aufgebahrt werden. Sie können den Verstorbenen aber auch, sobald der Arzt den Totenschein ausgestellt hat, abholen lassen.

Richten eines Verstorbenen

Beim Richten eines Verstorbenen gehen Sie am besten so vor, als würde Ihr Angehöriger noch am Leben sein, also ruhig und gesammelt. Die folgende Anleitung kann, muss aber nicht komplett ausgeführt werden. Überlegen Sie sich gut, ob Sie wirklich in der Lage sind, diese Versorgung durchzuführen.

Wenn nötig, schließen Sie die Augen Ihres Angehörigen mit sehr sanftem Druck. Das gelingt nicht immer sofort. Vielleicht müssen Sie die Augenlider einige Zeit zuhalten. Beim Bewegen des toten Körpers kann Luft aus dem Körper austreten. Seien Sie darauf gefasst, dass sich das wie Atmen oder Seufzen anhört. Wenn Sie den Leichnam seitlich drehen, kann Mageninhalt aus dem Mund fließen. Legen Sie vorsichtshalber eine Unterlage unter den Kopf. Im Tod erschlaffen häufig die Schließmuskeln. Legen Sie Feuchttücher zum Reinigen des Körpers von Kot und Urin bereit.

Das früher obligatorische Waschen des Leichnams kann, muss aber nicht durchgeführt werden. Wenn Sie sich dazu entschließen, darf das eher eine rituelle Handlung sein, als eine notwendige. Richten sie alle benötigten Dinge in Reichweite des Bettes.

1. Waschschüssel mit warmem Wasser und
2. Waschlappen, Handtücher Feuchttücher, Inkontinenzartikel, Mülleimer
3. eventuell Spritze zum Entblocken des Katheders
4. wenn nötig frisches Betttuch
5. Laken zum Zudecken
6. frisches Nachthemd oder die Kleidung, die der Verstorbene im Sarg tragen soll
7. kleines Kissen
8. eine gerollte Flockenwindel

Wenn Sie den Toten umkleiden und würdig richten wollen, beginnen Sie damit, das Kopfteil des Bettes ganz nach unten zu stellen. Entfernen Sie alle Kissen und Decken. Drehen Sie den Körper auf die Seite zum Säubern des Intimbereichs. Dann legen Sie eine frische Inkontinenzhose an.

Jetzt können Sie bei Bedarf auch noch den Rücken waschen und beginnen, ein frisches Bettlaken einzuziehen. Nach dem Zurückdrehen können Sie die Kleidung wechseln. Legen Sie ein kleines Kissen unter den Kopf und stellen Sie das Kopfteil des Bettes etwas hoch.

Falls der Mund noch geöffnet ist, stützen Sie mit der zusammengerollten Windel oder mit einer Mullbinde das Kinn, bis sich der Mund schließt. Legen Sie den Körper gerade hin. Je nach Religion werden die Arme neben dem Körper gelagert oder auf der Brust zusammengelegt. Die Hände sollten nicht verschränkt werden, sondern nur übereinandergelegt.

Mit einem Laken können Sie nun den Leichnam zudecken. Vielleicht möchten Sie ihm noch frische

Blumen in die Hände legen oder auch das Bett mit Blumen schmücken. Lüften Sie nun das Zimmer und räumen es etwas auf, dann haben Sie alles getan und können in Ruhe bei ihrem Angehörigen sitzen, solange es für Sie gut ist.

10. Die Zeit danach

Wenn ich sterben
und euch für eine Weile zurücklassen sollte –
weinet nicht um meinetwillen.
Wendet euch wieder dem Leben zu.
Lasst euer Herz und eure Hand etwas tun,
das andere tröstet.
Bringt zu Ende,
was ich unvollendet zurück ließ.
– Mary Hall

Ein Leben hat sich vollendet. Die schiere Wucht dieses Gedankens trifft uns hart. In der Begleitung sind wir der Endlichkeit, der Unausweichlichkeit und der Anforderung ausgeliefert gewesen, sich dem, was geschehen will, hinzugeben. Tief hat sich dieses Erleben in uns eingeprägt. Die Erfahrung des Menschseins mit all der Hilflosigkeit und Ohnmacht wird noch einige Zeit wirken. Zu profan und wenig substantiell, fast töricht mag uns das Getriebe der Welt erscheinen. Nehmen Sie sich nun die Zeit, die Sie brauchen, um sich wieder der Welt zuzuwenden.

Die erste Zeit der Trauer wird noch durch die Geschäftigkeit der Beerdigung und der Erledigung der Formalitäten geprägt sein, dann aber kehrt Ruhe ein. Und mit der Ruhe die Zweifel, ob alles gut war, was Sie getan oder auch gelassen haben. Die Frage, ob Sie Ihrem Angehörigen wirklich gerecht geworden sind, was Sie hätten besser machen können. Es liegt kein Glück in diesem Zweifeln. Vertrauen Sie darauf, dass jeder Mensch genau die richtige Erfahrung macht und dass vielmehr unser Wille zählt, es gut zu machen, als das Gelingen.

Plötzlich steht Ihnen Ihre Zeit wieder zu Ihrer eigenen Verfügung. Vielleicht wissen Sie noch nichts mit ihr anzufangen. Erst langsam wird das Leben eine neue Form finden. Lassen Sie sich nicht von den Anforderungen Ihrer Umwelt antreiben.

Sie allein wissen, wann sich Ihre Bereitschaft, sich dem Leben zuzuwenden, wieder eingestellt hat.

In der Zeit der Trauer tut es gut, Berührung zu erfahren. So fällt es leichter, sich selbst wieder zu spüren. Auch Gespräche, die Ihnen Raum geben, all Ihre Zweifel und Fragen auszusprechen, helfen dabei, das Erlebte zu ordnen.

Und würdigen Sie das, was Sie aus Liebe getan haben. Es ist nicht selbstverständlich, sich dem Sterben eines Menschen auszusetzen und da zu bleiben.

Gehen Sie los, der Weg wird unter Ihren Füßen entstehen.

Sabine Wiedemann

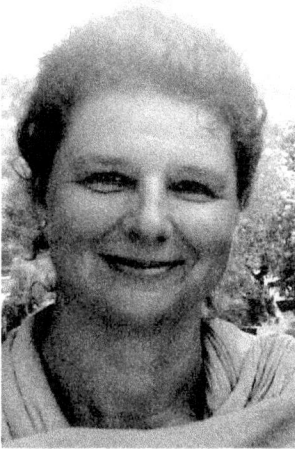

Seit nahezu 25 Jahren begleitet Sabine Wiedemann als Heilpraktikerin Menschen in unterschiedlichsten Lebensphasen. Sie unterstützt Menschen naturheilkundlich und körpertherapeutisch. Einen großen Teil ihrer Arbeit nimmt die spirituelle Spurensuche ein. Fürsorge für schwerkranke und sterbende Menschen zu übernehmen, hat sie seit ihrer Ausbildung zur Krankenschwester als ihre Berufung empfunden.

Während ihrer Weiterbildung zur Palliative Care Fachkraft, der Arbeit auf der Palliativ Station der Barmherzigen Brüder in München und der Versorgung Sterbender zuhause konnte sie in vielen Begleitungen einen großen Erfahrungsschatz sammeln. Achtsame und individuelle Fürsorge am Ende des Lebens erleichtert Sterbenden und ihren Angehörigen diese Zeit.

Kontakt: sabine@das-rosenhaeuschen.de

www.ingramcontent.com/pod-product-compliance
Lightning Source LLC
Chambersburg PA
CBHW060641280326
41933CB00012B/2109